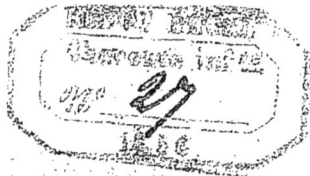

MÉMOIRE

QUELQUES CAS GRAVES D'AFFECTIONS

DES VOIES URINAIRES.

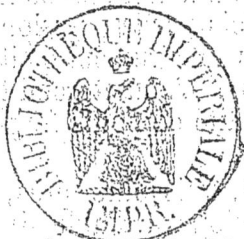

Observation de lithotritie et d'extraction d'une épingle double à cheveux qui avait servi de noyau à un calcul de 70 millimètres sur 30.

Mlle *****, jeune fille âgée de neuf ans et demi, fut prise, à la suite d'une cholérine assez sérieuse, d'envies fréquentes d'uriner qui devinrent de plus en plus pénibles et douloureuses. Quelque temps après, les urines laissèrent déposer un mucus épais, signe caractéristique d'un catarrhe vésical. Des soins et des moyens appropriés ne purent amender cette affection vésicale, qui s'aggravait chaque jour davantage. Bientôt la nécessité d'une exploration avec la sonde fut jugée nécessaire.

L'extrême indocilité de cette enfant rendit le cathétérisme difficile; mais la sonde constata aussitôt la présence dans la vessie d'un calcul que je crus de petite dimension, car il y avait à peine quatre à cinq mois que les premiers symptômes s'étaient manifestés. Je pris donc la résolution de l'opérer par le broiement.

Le 14 Août 1851, je fis, avec l'assistance du docteur Sauvé, une première séance d'exploration et de broiement; mais il fallut, à cause de l'indocilité de cette jeune fille, recourir au chloroforme. Deux grammes répandus sur une petite éponge trouée et entourée d'un mouchoir en forme de godet, et qu'on fit respirer pendant huit à dix minutes, ont suffi pour plonger cette enfant dans un état de demi-insensibilité qui me permit de sonder facilement, d'injecter la vessie, qui reçut 200 grammes d'injection.

Un petit brise-pierre fut introduit très-facilement, mais il ne put prendre le calcul, qui me parut très-volumineux. J'employai immédiatement un brise-pierre à cuillers pour adulte, et je saisis une pierre de 30 millimètres qui était friable, car je pus l'écraser plusieurs fois par la pression seule de la vis. Le détritus obtenu dans l'instrument était de couleur blanchâtre et à gros grains. L'enfant rendit presque aussitôt une assez grande quantité de petits fragments de même couleur.

Aucun accident n'étant survenu, le 17, trois jours après, je pus faire une deuxième séance, toujours à l'aide du chloroforme, et facilement saisir et broyer le calcul de 30 millimètres et des fragments de plus petite dimension pendant dix minutes environ.

Tous les trois ou quatre jours je pratiquai la lithotritie à cette jeune enfant, dont l'indocilité nécessita encore l'emploi du chloroforme. Chaque séance donnait un résultat aussi heureux qu'abondant, et j'étais arrivé à la dixième, lorsqu'il se présenta au méat urinaire un gros fragment que je pus extraire avec une petite pince à pansement; il portait un sillon noir très-caractérisé. L'examen de ce fragment et des autres, que j'avais obtenus en grande quantité, me donna la certitude que ce calcul avait pour noyau un corps étranger.

C'est alors seulement que, vaincue par l'évidence, cette enfant avoua qu'une autre jeune fille, dans un jeu d'enfant, lui avait introduit une épingle double à cheveux dont elle me montra la dimension.

La grande quantité de matière calcaire déjà obtenue me donna à penser que cette épingle devait être, après dix séances de broiement, en grande partie dépouillée de la matière calcaire.

J'écrivis aussitôt à M. Le Roy, qui avait présenté à l'Académie des Sciences un instrument pour extraire les corps étrangers tombés dans la vessie, et qui eut l'obligeance de me faire parvenir par M. Mathieu, son fabricant d'instruments, une pince à extraction à deux branches droites, munie d'une tige qui fait basculer très-facilement le corps étranger et lui donne une direction parallèle aux branches quand on est assez heureux pour le saisir.

Cet instrument très-ingénieux était d'une trop forte dimension chez cette enfant, son introduction a été très-difficile et sa manœuvre douloureuse ; je ne pus saisir l'épingle, elle était encore trop volumineuse par son encroûtement calcaire.

Quelques jours après, je reçus de M. Mathieu, qui sut que j'avais à faire l'extraction d'une épingle double à cheveux, un nouvel instrument de son invention pour l'extraction de la vessie des corps étrangers de cette nature. Il se compose d'un canule renfermant une tige munie à son extrémité d'un petit crochet mousse parfaitement fait, et à l'autre d'une vis à écrou qui dans son mouvement fait rentrer dans l'intérieur de la canule et la tige et le fil de fer saisi par le crochet.

Cet instrument, aussi simple qu'ingénieux, avait parfaitement réussi dans les différents essais que j'ai faits avant de l'employer pour ma malade.

Lorsque j'en fis l'application, son introduction fut très-facile, sans douleur ; après quelques tentatives seulement, je pris l'épingle dans le crochet, et aussitôt, en faisant mouvoir l'écrou, j'éprouvai une assez forte résistance qui céda brusquement. Je retirai l'instrument ; il était en partie bouché de matière calcaire, et la moitié d'une des branches de l'épingle était dans l'intérieur de la canule.

Après l'avoir nettoyé, je l'introduisis de nouveau, et je parvins assez rapidement à saisir l'épingle dans le crochet ; mais après avoir tourné quelque temps l'écrou et avoir obtenu une très-forte résistance, elle céda et tomba dans la vessie : je retirai l'extrémité de la canule toute déformée. Je le renvoyai immédiatement à M. Mathieu pour le faire réparer, et, malgré son extrême obligeance à m'être agréable, l'instrument resta un mois à me revenir par une erreur d'adresse.

Impatient de terminer cette opération, de délivrer entièrement ma jeune malade, je tentai de me servir pour cette extraction d'un brise-pierre modifié par M. Civiale, à cuillers peu profondes et presque lisses. Après avoir fait une injection dans la vessie, je fis pénétrer facilement le brise-pierre, et après quelques recherches, je saisis d'abord le corps étranger par la partie moyenne; mais avec toute précaution possible je ne pus l'obtenir. Je plaçai l'instrument ainsi chargé au milieu de la vessie, je l'appuyai sur le bas-fond, je l'ouvris un peu avec soin, sans abandonner entièrement l'épingle; je fis exécuter à l'instrument un peu ouvert quelques mouvements de latéralité, et je parvins ou j'eus le bonheur de la saisir par son extrémité arrondie, mais un peu obliquement. Après m'être assuré que je ne tenais que l'épingle, je procédai à son extraction, n'exerçant qu'une très-légère pression; je pris mon instrument par le milieu de sa tige, et je sentis, par la petite résistance que me présenta sa sortie, que l'épingle se redressa et prit la direction des branches; mais arrivé au méat urinaire, l'instrument abandonna l'épingle assez en dehors pour être prise avec des pinces.

Quelques jours après, je fis, sans être obligé d'employer le chloroforme, une séance d'exploration qui confirma la délivrance complète du calcul et la guérison assurée de cette jeune fille.

De ce fait chirurgical, assez intéressant pour être exposé avec quelques détails, j'ai pu tirer quelques considérations pratiques dignes de remarque :

Le séjour de ce corps étranger à pointes aiguës dans la vessie pendant plus de six mois, sans manifester d'accidents graves; son encroûtement tellement rapide que, dans l'espace de moins d'un an, il forma une pierre de 70 millimètres sur 30; son extraction complète avec un simple lithotriteur à cuiller; la facilité de la lithotritie chez les jeunes filles, puissamment aidée par l'effet du chloroforme, qui fut employé pendant dix séances consécutives à des doses de plus en plus élevées et sans aucun accident.

Cependant, si j'avais connu la nature du corps étranger qui a servi de noyau à cette pierre, je n'aurais pas tenté la lithotritie, j'aurais préféré la taille sus-pubienne. Aujourd'hui je me félicite de l'avoir ignorée, puisque, à l'aide d'un lithotriteur, je suis parvenu à écraser une pierre aussi volumineuse et à extraire un corps étranger qui par sa forme et sa nature devait présenter beaucoup de difficultés.

Quoique les instruments de M. Mathieu n'aient point réussi dans cette circonstance, ils rendront, je pense, de grands services : le premier, un peu trop gros, convient spécialement pour les fragments de sonde tombés dans la vessie ; le second aurait parfaitement et rapidement retiré l'épingle si elle n'avait pas été si fortement encroûtée.

Observation d'extraction d'un fragment de sonde de gomme qui, s'étant brisée en plusieurs morceaux pendant l'introduction, tomba dans la vessie.

M. Gézeron de Laleu, vieillard de soixante-quinze ans, fut pris au mois de Décembre 1847 d'une rétention d'urine fort grave pendant quelques jours, compliquée de catarrhe vésical, qui amena une distension énorme de la vessie. La paralysie de cet organe nécessita l'usage continu de la sonde. Sous l'influence d'un traitement bien suivi par les injections avec le baume de copahu, le catarrhe vésical se dissipa, la vessie reprit peu à peu ses fonctions ; mais, toujours paresseuse, elle exigeait souvent l'usage de la sonde, que le malade, quoique très-âgé, s'introduisait lui-même d'une main tremblante avec autant de hardiesse que de force.

Au mois de Janvier 1853, M. Gézeron, éprouvant le

besoin d'uriner, fut forcé de se servir de la sonde. Il en prit une qu'il avait achetée chez un pharmacien depuis quelque temps. Mais dans l'introduction, que le malade fit avec sa brusquerie ordinaire, la sonde se rompit en trois fragments, dont l'un, inférieur, tomba dans la vessie, un autre, supérieur, fut retiré de l'urètre par le malade; le moyen resta dans la partie moyenne du canal.

M. le docteur Jousseaume, appelé aussitôt, vint chez moi, et me pria de lui prêter une petite pince à trois branches pour faire l'extraction d'un fragment de sonde qui était encore dans l'urètre.

Ce médecin réussit facilement à l'attirer au-dehors à l'aide de cet instrument; mais il reconnut par sa longueur et par sa forme que l'extrémité de la sonde était tombée dans la vessie. Il vint me chercher aussitôt; nous fîmes ensemble d'abord l'examen des parties de la sonde qui avaient été extraites, et nous jugeâmes que celle qui était dans la vessie devait avoir 8 à 10 centimètres.

Le malade placé sur le rebord de son lit, le bassin élevé par un fort coussin, j'explorai avec soin le canal de l'urètre avec une sonde d'argent, et j'arrivai jusque dans la vessie sans rencontrer le corps étranger. Pour faire cesser la rétention d'urine, qui fatiguait beaucoup le malade, j'évacuai l'urine. Pendant cette évacuation, je sentis facilement le fragment qui venait heurter ma sonde. Une injection d'eau chaude fut faite, et je me servis d'abord de la pince à trois branches armée d'un simple foret.

Je ne pus avec cet instrument saisir le corps étranger, qui par sa grande légèreté et mobilité se tenait à la surface du liquide et fuyait la pince au moindre mouvement.

Je pris alors le brise-pierre à coulisse courbe et à cuillers peu profondes, dont je m'étais servi avec succès pour l'extraction de l'épingle double à cheveux; cet instrument introduit, je sentis le fragment à l'extrémité de mon instrument; j'en écartai les branches avec soin et lenteur, et je parvins à le saisir. La sensation que j'avais éprouvée en les rapprochant avec la même précaution, l'écartement des branches obtenu, la mobilité de l'instrument dans la vessie m'en donnèrent la certitude. Sans exercer de pression, saisissant mon instrument par la partie moyenne des branches, je tentai de le retirer; arrivé au col, la résistance que j'éprouvai m'engagea à faire remonter un peu avec le pouce la branche mâle pour diminuer la pression. Le fragment, qui avait été saisi par une de ses extrémités dans une direction oblique, changea de position, vint se loger dans la cuiller parallèlement aux branches, et put dès lors sortir avec facilité et sans douleur.

Ce malade, malgré son grand âge, n'éprouva aucune indisposition de cette opération, qui a eu un aussi heureux résultat.

Observation d'hydro-néphrose avec pyélite calculeuse. (Rayer),

Carteau, tailleur, âgé de cinquante-deux ans, d'une très-bonne santé, n'ayant jamais rendu de graviers avec ses urines, éprouvait depuis quelques jours seulement des douleurs lombaires. Il s'aperçut qu'il n'avait pas uriné depuis plus de trente-six heures, lorsqu'il me fit demander, le 26 Mars 1853, pour le sonder.

A l'examen du ventre, je ne trouvai ni tumeur ni matité dans la région hypogastrique. Je pensai que la vessie contenait peu d'urine; mais l'introduction de la sonde n'en fit sortir aucune goutte. La vessie reçut une injection d'eau chaude, qu'elle rendit avec jet. Le malade n'avait point de fièvre; son pouls était dur, mais lent; point de douleurs dans l'abdomen à la pression. Il conservait un calme et une sérénité vraiment extraordinaires. Ce symptôme grave d'anurie dans son réservoir fixa mon attention, et je dirigeai ma médication sur les reins, que je crus engorgés, et la persistance des symptômes pendant plusieurs jours, malgré les moyens employés, tels que saignées, sangsues, bains, ventouses, etc., me donna la pensée que les accidents étaient dus à un gravier engagé

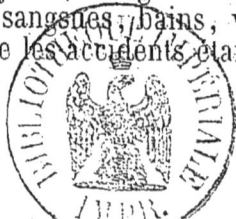

dans l'uretère et qu'il devait n'exister chez ce malade qu'un seul rein.

Bientôt le développement d'une tumeur dans le flanc droit, qui augmenta chaque jour, vint confirmer mon diagnostic. La fièvre urineuse se manifesta avec oppression, délire, hoquet, et une exhalation d'une odeur urineuse par la peau et la respiration ; le malade succomba au quinzième jour de l'invasion de la maladie.

L'autopsie fut faite en présence de MM. les docteurs Sauvé et Jousseaume, qui, appelés en consultation, avaient observé les symptômes qu'avait présentés ce malade.

A l'ouverture de l'abdomen, nous vîmes une tumeur énorme qui remplissait toute la région lombaire droite formée par le rein fortement distendu par un liquide.

La vessie était flasque et entièrement vide, et l'uretère droit, d'une dimension ordinaire, ne contenait point d'urine ; seulement on sentit facilement que plusieurs graviers, à 3 centimètres de son extrémité supérieure, étaient arrêtés dans son intérieur.

Dans la région lombaire gauche, malgré nos recherches les plus attentionnées, nous ne trouvâmes pas le rein gauche ; l'uretère existait seulement à l'état rudimentaire et sous la forme d'un petit filet dur, arrondi.

Nous enlevâmes avec autant de soin que possible tous ces organes, pour avoir la facilité de les examiner avec une scrupuleuse attention et de les conserver. La vessie étant ouverte, la muqueuse, parfaitement saine, ne contenait point une seule goutte d'urine ; l'orifice inférieur de l'uretère droit, de dimension ordinaire, laissa pénétrer dans son intérieur un petit stylet. A gauche, il existait une légère dépression ovalaire qui donnait la forme de l'orifice inférieur de l'uretère gauche. Mais celui-ci était entièrement obstrué ; le stylet n'a pu y pénétrer malgré nos tentatives réitérées.

Le rein, dont le tissu nous a paru sain, fut ensuite coupé dans toute l'étendue de son bord supérieur, et il s'en écoula près de 250 grammes d'une urine épaisse, blanchâtre, d'une odeur fétide. Nous trouvâmes alors une grande quantité de sable rouge et de petits graviers de même couleur qui remplissaient en partie les calices. A 3 centimètres du rein, nous reconnûmes dans l'uretère la présence de deux graviers de la grosseur d'un pois et de forme irrégulière, qui bouchaient exactement ce conduit, qu'il fallut inciser pour les recueillir.

L'absence de l'urine dans la vessie, la tumeur qui s'est développée dans le flanc droit et les symptômes de résorption urineuse que nous a offerts ce malade avaient évidemment pour cause l'obstruction de l'uretère, et cette obstruction devait être produite par des graviers, puisqu'elle a été subite.

Tel est le raisonnement qui nous a permis de porter d'avance un diagnostic que l'examen des organes est venu confirmer.

Cette affection est tellement rare que M. Rayer, dans son excellent ouvrage sur les maladies des reins, en cite seulement quelques cas sous la domination de hydronéphrose.

Qu'il me soit permis de rapprocher de ce fait malheureux un autre qui fera comprendre combien l'absorption de l'urine peut rapidement donner la mort.

M. D... (de La Rochelle), homme d'une forte constitution, d'une cinquantaine d'années, atteint d'affection calculeuse depuis longtemps, fut sondé par M. le docteur V..., son médecin ordinaire, qui l'engagea souvent à se faire opérer.

Mais comme il rendait fréquemment des graviers, il refusa les conseils de son médecin, préféra suivre ceux d'un pharmacien qui se disait son ami, qui lui persuada que toute opération était très-dangereuse et inutile, puisqu'il rendrait les pierres par morceaux s'il prenait du bicarbonate de soude.

Ayant le canal de l'urètre assez large, il rendait à la vérité assez souvent des graviers, même assez gros. Mais en l'absence de M. V..., son médecin, un petit calcul s'engagea dans la région prostatique. Il crut pouvoir le

faire sortir à l'aide de ses doigts par une pression exté-
rieure. Pendant plus de quarante-huit heures il persista
dans sa tentative ; mais la retention d'urine persistant, il
me fit demander.

Je trouvai le calcul arrêté à 8 centimètres du méat, la
verge fortement tuméfiée et la muqueuse urétrale formant
un bourrelet au-devant du calcul.

Je fis quelques tentatives d'extraction, aidé par mon
confrère le docteur Jousseaume ; mais le gonflement de
la verge et les symptômes de l'absorption de l'urine, qui
était retenue dans la vessie depuis trois jours, me déci-
dèrent à appeler en consultation MM. Sauvé et Jousseaume, qui pensèrent comme moi que la taille urétrale
était de première nécessité pour faire cesser la retention
d'urine.

Cette petite opération fut très-facile.

La verge maintenue droite par un aide, j'introduisis
un cathéter droit jusqu'au gravier, sur lequel je fis l'in-
cision de la peau et du canal. Je saisis facilement avec
une pince à pansement un petit calcul de la grosseur
d'une noisette. La retention d'urine persistait. Une sonde
d'argent, introduite immédiatement, repoussa une pierre
qui bouchait le col vésical, et donna issue alors à de
l'urine épaisse, rougeâtre d'abord, puis blanchâtre, et
nous reconnûmes que cet organe était pour ainsi dire
rempli de pierres assez volumineuses et de diverses dimensions. J'étais obligé de les déplacer pour faire sortir
l'urine.

Le soir même le malade, qui avait déjà eu la fièvre
très-forte, fut pris d'un étouffement avec délire, et exha-
lait une odeur urineuse remarquable.

Malgré une médication énergique, les symptômes aug-
mentèrent à un tel point que la mort arriva le lendemain.

Ces deux faits prouvent évidemment que la retention
de l'urine, soit dans l'organe sécréteur, soit dans son réservoir, détermine, par la résorption, des accidents tellement graves, qu'une mort rapide en est le résultat.

Le deuxième malade a été victime de son imprudence à vouloir extraire ce gravier en le faisant cheminer de force à l'aide des doigts dans l'urètre ; il a causé une obstruction qui n'a pas permis de faire le cathétérisme à temps pour faire cesser la rétention d'urine dans la vessie, dont le col était bouché par de petites pierres sans doute fragmentées. Je dis fragmentées, car les petits graviers qu'avait déjà rendus ce malade sont dignes d'être examinés avec soin. Ils sont en effet fragmentés ; ils n'ont point la forme ordinaire : ils présentent des coques, des segments ; on les croirait morcelés par un instrument. Mais non, ce malade faisait usage de bicarbonate de soude à haute dose, et était persuadé par son ami qu'il rendrait toutes ses pierres par ce seul moyen.

Cette fragmentation apparente est-elle due à l'action du bicarbonate de soude, ou dépend-elle d'une exfoliation des graviers ?

RAPPORT DE M. LE Dr MICHON.

MESSIEURS,

Vous avez chargé MM. Denonvilliers, Guersant et moi, de vous rendre compte d'un mémoire présenté à la Société par M. Drouineau (de La Rochelle). Ce mémoire est relatif à plusieurs cas de maladies des voies urinaires. Il se compose de quatre observations propres à l'auteur. Elles sont accompagnées de réflexions et de corollaires qui ajoutent au mérite que ces observations offrent déjà par elles-mêmes. Je vais les analyser brièvement.

Dans la première, il s'agit d'une petite fille de neuf ans, fort irritable et indocile, que des douleurs de vessie, des envies continuels d'uriner, du catarrhe vésical mirent dans la nécessité d'être explorée par le cathétérisme. On ne put y parvenir qu'au moyen du chloroforme. L'existence d'un calcul fut immédiatement reconnue, et la résolution prise de débarrasser l'enfant par le broiement. Le calcul présentait 70 millimètres de dimension, sur 30. Sa friabilité était très-grande; il était composé de phosphate calcaire.

Dix séances à trois ou quatre jours d'intervalle furent consacrées à l'opération. Chaque fois l'intervention du chloroforme fut nécessaire. A la dixième séance, un gros fragment qui s'était arrêté au méat urinaire put être retiré en entier; il présentait un sillon noir très-prononcé. Cette circonstance appela l'attention du chirurgien. L'examen de fragments sortis antérieurement lui donna la certitude que ce calcul avait pour noyau un corps étranger. Alors seulement, et vaincue par l'évidence, l'enfant avoua qu'une autre jeune fille lui avait introduit, en manière de jeu, une épingle double à cheveu. Elle en montra les dimensions.

Après dix séances fructueuses, l'épingle, dépouillée en grande partie de la matière calcaire, restait dans la vessie. Dix mois s'étaient écoulés depuis l'introduction du corps étranger, quatre depuis l'apparition des accidents intenses. Il restait à M. Drouineau à achever la partie la plus délicate de son entreprise; je veux dire l'extraction de l'épingle. Après s'être procuré l'instrument ingénieux de M. Le Roy-d'Etiolles, dont les dimensions se trouvaient trop considérables pour l'urètre de l'enfant, M. Drouineau se servit d'un instrument imaginé *ad hoc* par M. Mathieu. Une première tentative amena la moitié d'une des branches de l'épingle, qui se rompit. L'instrument fut mis hors de service dans une deuxième épreuve, et l'épingle saisie était retombée dans la vessie. Pressé de terminer cette opération et de débarrasser entièrement l'enfant, M. Drouineau se servit alors d'un brise-pierre à cuillers peu profondes et presque lisses; il eut le bonheur de saisir sans beaucoup de difficultés l'épingle par sa partie recourbée et de l'extraire. Quelques jours après, il put s'assurer que la vessie était complétement débarrassée.

Cette observation ne manque pas d'intérêt. Ce n'est pas cependant que les faits d'épingles introduites dans la vessie de filles de tous les âges, et ayant servi de noyau à des incrustations calcaires, soient très-rares : la science en abonde. On peut même dire qu'ils se ressemblent tous ou à peu près. La matière des épingles, selon les pays, la forme que leur a donnée la mode, constituent presque seules les nuances de ces faits nombreux. Il n'est pas jusqu'aux opérations proposées ou mises en usage pour débarrasser les malades, qui n'aient entre elles les plus plus grandes analogies ; on va même jusqu'à retrouver le broiement de ces concrétions calcaires, opéré dans la vessie à l'aide de tenettes de volume varié, et suivi de l'extraction de l'épingle.

Ce qui différencie surtout l'observation de M. Drouineau de la plupart de celles déjà connues, c'est l'âge peu avancé de la jeune fille, l'étroitesse grande de l'urètre eu égard surtout au volume considérable de la pierre. C'est l'emploi constant et gradué dans sa force chaque fois, du chloroforme pendant dix séances consécutives. Ce n'est pas que je pense que le chloroforme soit d'une grande utilité dans la lithotritie en général. Je crois, au contraire, qu'il priverait des renseignements que peut donner un malade attentif sur les mouvements de l'instrument dans la vessie ; je pense que l'absence de ces renseignements et de ceux que peut fournir la sensibilité de la vessie exposent davantage le chirurgien à des manœuvres intempestives et à pincer la vessie. Mais dans le cas actuel, quels renseignements attendre d'un enfant dont on ne peut ni faire cesser les cris ni contenir les mouvements désordonnés ?

Dans ces conditions, le chloroforme est un puissant sinon indispensable auxiliaire. En appliquant la lithotritie à ce cas, M. Drouineau a prouvé une fois de plus, que sans cesser de rendre aux inventeurs et aux promoteurs de la lithotritie la part de gloire et d'honneur qui leur revient dans cette conquête de la chirurgie moderne, cette opération est à son tour, comme la taille à une autre époque, tombée dans le domaine commun ; qu'elle doit être, comme elle l'est de fait, pour tous les chirurgiens, une opération régulière, usuelle et de tous les jours.

Je regrette, à côté de l'éloge mérité, d'être obligé de faire une remarque critique ; elle est rendue nécessaire par le passage suivant du mémoire de M. Drouineau :

« Cependant, si j'avais connu la nature du corps étranger » qui a servi de noyau à cette pierre, je n'aurais pas tenté » la lithotritie, j'aurais préféré la taille sus-pubienne ; aujour- » d'hui, je me félicite de l'avoir ignorée, etc. »

Il me semble que l'auteur du mémoire, s'il eût agi ainsi, aurait fait trop bon marché de son habileté personnelle ; qu'il aurait par trop oublié les services rendus par la lithotritie dans les cas analogues et les instruments spéciaux dont il a pu se passer, mais qui ne diminuent pas moins les difficultés. En dehors de la lithotritie, je ne vois pas d'ailleurs suffisamment les motifs de la prédilection pour la taille sus-pubienne, opération difficile, incertaine, dangereuse, et qui a été mortelle précisément dans des cas de ce genre, quand, en regard, on peut voir que par des opérations plus imparfaites que la lithotritie, on est parvenu à débarrasser des malades et à les sauver.

La deuxième observation a pour objet un vieillard de soixante-quinze ans, chez lequel M. Drouineau retira un fragment de sonde élastique de mauvaise qualité qui s'était brisée en plusieurs morceaux, et dont un des fragments était tombé dans la vessie. Le chirurgien se servit du brise-pierre à coulisse courbe et à cuillers peu profondes dont il s'était servi avec succès dans le cas précédent. L'extraction du corps étranger fut faite avec facilité, et le malade n'éprouva aucun accident.

La troisième observation, intitulée *Hydro-néphrose avec pyélite calculeuse*, est intéressante par sa rareté et remarquable par la précision et la justesse du diagnostic porté. Elle diffère essentiellement des deux précédentes; elle met en relief les inductions de l'homme de science, mais elle démontre en même temps, pour les cas analogues, l'impuissance, j'ai presque dit l'inutilité de l'art.

Il s'agit d'un homme de cinquante-deux ans, d'une forte constitution, qui n'a jamais rendu de graviers, mais qui depuis quelques jours seulement est travaillé de douleurs lombaires. Il s'aperçoit qu'il n'a pas uriné depuis trente-six heures, et fait demander son chirurgien. Le malade était calme, sans fièvre, sans douleur de l'abdomen. Il n'y avait ni tumeur ni matité à l'hypogastre. M. Drouineau pensa que la vessie contenait peu d'urine; l'introduction de la sonde n'en fit pas sortir une goutte. La vessie reçut une injection et la rendit avec jet. L'absence d'urine dans la vessie fit penser que le siége du mal était dans les reins; le développement subit, la persistance des symptômes pendant plusieurs jours, malgré un traitement énergique, fit penser qu'ils étaient dus à un gravier engagé dans l'uretère. et qu'il ne devait exister chez ce malade qu'un seul rein. Bientôt une tumeur se développe dans le flanc droit, la fièvre urineuse se manifeste, et le malade succombe le quinzième jour de l'invasion de la maladie.

L'autopsie fit voir la vessie complétement vide; l'uretère droit du volume ordinaire; deux graviers arrêtés dans son intérieur, à 3 centimètres de son extrémité supérieure, en bouchaient exactement l'ouverture.

Toute la région lombaire droite était occupée par une énorme tumeur fortement distendue par 250 grammes d'une urine épaisse, blanchâtre, fétide. Du sable rouge et de petits graviers remplissaient en partie les calices. La substance du rein était saine.

Dans la région lombaire gauche pas de rein. L'uretère existait seulement à l'état rudimentaire et sous la forme d'un petit filet dur, arrondi.

La vessie ne contenait pas d'urine. L'orifice de l'uretère droit, de dimension ordinaire, laissa pénétrer un stylet. Une dépression ovalaire marquait la place de l'uretère gauche. Le stylet ne put pénétrer, malgré des tentatives réitérées.

Cette curieuse observation est d'autant plus intéressante que l'autopsie a pu être faite. Elle laisse cependant quelque chose à désirer. L'existence d'un seul rein diagnostiquée pendant la vie est une déduction heureuse mais très-hardie des symptômes observés. Serait-elle logique dans tous les cas ? L'existence d'un rein unique et la présence de la tumeur dans une des régions normales indiquent plutôt l'atrophie d'un des deux organes sécréteurs que l'absence congéniale. Il a peut-être manqué à M. Drouineau des renseignements sur une maladie antérieure qui aurait détruit le rein gauche et n'aurait laissé que des vestiges de l'uretère.

Dans la quatrième observation, il s'agit d'un homme robuste d'une cinquantaine d'années, atteint depuis longtemps d'affection calculeuse, et qui rendait en abondance des fragments de calcul. Cette circonstance fut la cause qui empêcha le malade de se soumettre à une opération chirurgicale. Un pharmacien de ses amis le traitait par le bicarbonate de soude à dose assez élevée. Un fragment s'étant arrêté dans l'urètre, il en résulta une rétention grave d'urine, pour laquelle M. Drouineau fut appelé à pratiquer la boutonnière. La vessie était pleine de calculs, la fièvre urineuse continue, et le malade succomba vingt-quatre heures après l'opération.

Les deux circonstances qui ont le plus frappé M. Drouineau sont les effets toxiques de la résorption de l'urine et la fragmentation des calculs. A cette occasion, il se demande si cette fragmentation est due à l'action du bicarbonate de soude, ou si elle dépend d'une exfoliation des graviers.

M. Drouineau n'a été appelé qu'accidentellement auprès de de ce malade ; il n'a pu l'observer que pendant quelques heures, dans la période terminale de la maladie et de la vie. L'autopsie

cadavérique n'a point été faite. Dans ces conditions, l'observation devait manquer et manque de plusieurs détails qui se-
raient indispensables pour résoudre les questions posées. La
composition chimique habituelle des urines, par exemple, la
nature des calculs. Sans contester l'influence du bicarbonate
de soude sur certains calculs, il paraît plus probable qu'il s'a-
gissait ici d'un de ces cas dans lesquels les urines étant de-
venues alcalines dans la vessie, les calculs qu'elle contenait
ont été, par cette action de l'urine, pris de la fragmentation
spontanée.

Le travail de M. Drouineau contient des faits curieux, dont
plusieurs sont fort rares; ils démontrent que ce chirurgien joint
à une instruction solide une habileté de praticien remarquable.
M. Drouineau est chirurgien adjoint des hospices civils de La
Rochelle, et médecin adjoint de l'asile des aliénés de Lafond.
Votre commission a l'honneur de vous proposer :

1° La publication de son travail dans vos Bulletins ;

2° L'admission de cet honorable confrère comme membre
correspondant de la Société de Chirurgie.

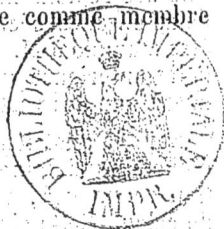

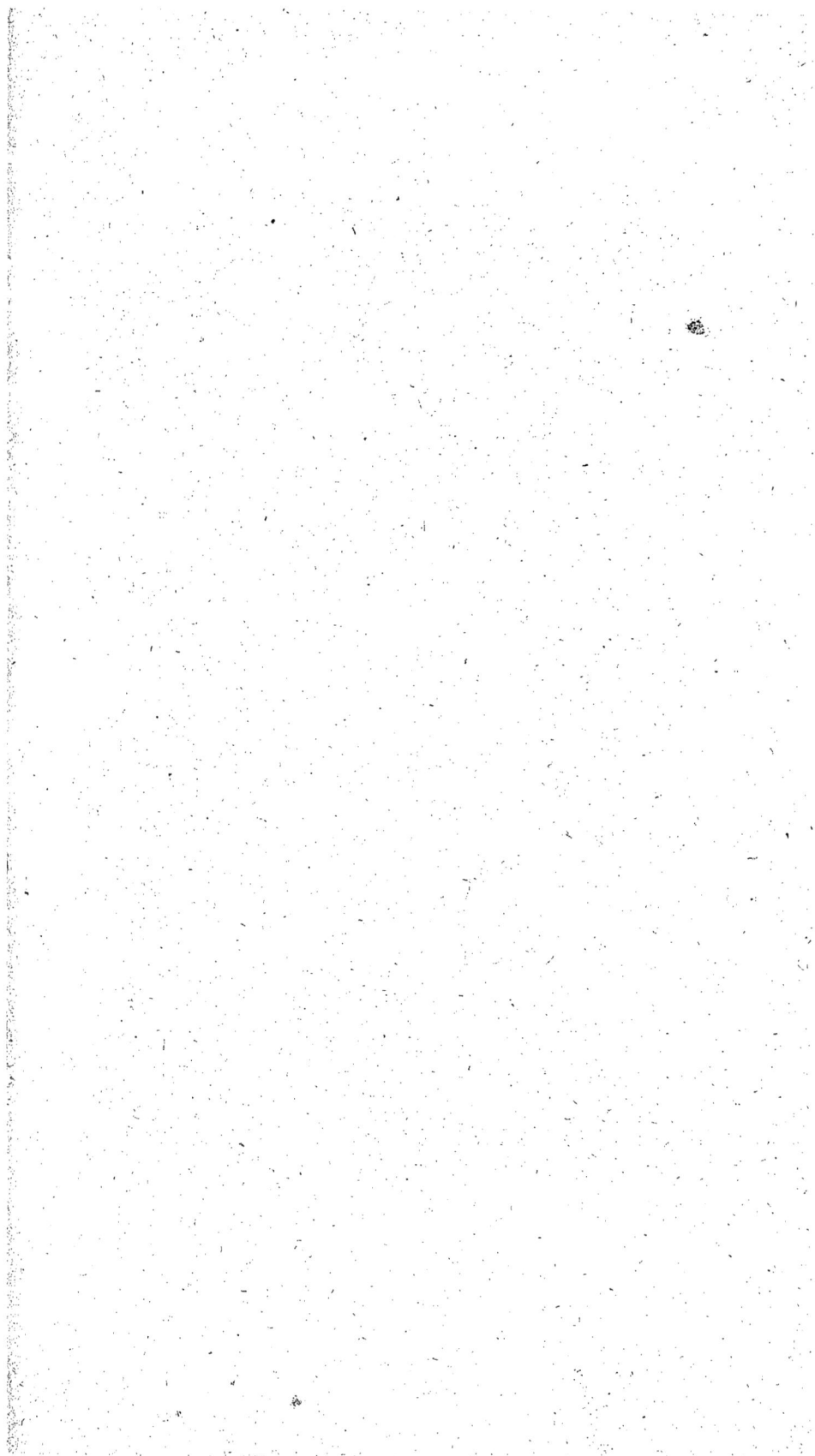

www.ingramcontent.com/pod-product-compliance
Lightning Source LLC
Chambersburg PA
CBHW050454210326
41520CB00019B/6199